모사언 박사의
치질 치료 한방韓方 해결

모사언 박사의 치질 치료 한방韓方 해결

발행일   2015년 8월 19일

지은이   모 사 언
펴낸이   손 형 국
펴낸곳   (주)북랩
편집인   선일영   편집   서대종, 이소현, 이은지
디자인   이현수, 윤미리내, 임혜수   제작   박기성, 황동현, 구성우, 이탄석
마케팅   김회란, 박진관, 이희정, 김아름
출판등록   2004. 12. 1(제2012-000051호)
주소   서울시 금천구 가산디지털 1로 168, 우림라이온스밸리 B동 B113, 114호
홈페이지   www.book.co.kr
전화번호   (02)2026-5777   팩스   (02)2026-5747

ISBN   979-11-5585-667-3 03510 (종이책)   979-11-5585-668-0 05510 (전자책)

이 도서의 국립중앙도서관 출판예정도서목록(CIP)은 서지정보유통지원시스템 홈페이지(http://seoji.nl.go.kr)와
국가자료공동목록시스템(http://www.nl.go.kr/kolisnet)에서 이용하실 수 있습니다.
(CIP제어번호 : CIP2015021756)

모사언 박사의

치질 치료
한방 韓方 해결

모사언 지음

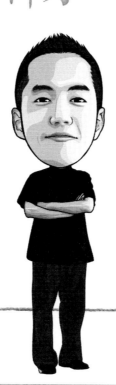

북랩 book Lab

책을 쓰기 시작하며

    치질에 걸리면 사람들은 부끄러움과 두려움으로 인해 치료 시기를 놓치는 경우가 많다. 치질에 걸렸다는 부끄러움도 있지만, 치질이나 치루를 치료함에 있어서 수술적 요법이 대부분을 차지하다 보니 '수술'이라는 단어에 겁먹고, 수술 치료 후의 통증이나 대변 실금 같은 후유증 때문에 치료를 주저한다는 것을 치질 관련 진료를 하면서 알게 되었다. 그리고 한방적으로 치료한다는 것을 아예 모르는 사람들이 더 많은 것 같아 한의 치질 치료의 우수함을 알리고자 이 책을 발간하게 되었다.

    교과서가 아니기에 학문적인 내용에는 크게 비중을

두지 않았으며, 환자들이 이 책을 통해 치질을 예방하고 치료하는 데 도움이 되었으면 한다. 독자들 스스로도 학문적인 내용은 크게 신경 써서 읽지 않아도 된다. 괜히 책만 재미없게 느껴지니 치험례와 주의사항 부분만이라도 잘 숙지해 주었으면 한다.

치료에 있어서도 환자들이 본인의 상태를 조금 더 자세하게 알 수 있었으면 하고, 이상한 방법으로 치료를 해서 후유증으로 고생하지 않기를 바란다. 마지막으로 내가 하는 치료에 이 책이 보탬이 되었으면 한다.

목차

1.
치질의 개념

치질이란

 '치질은 항문과 그 주변에 생기는 모든 질환을 통틀어서 이르는 말이다. 항문에 생길 수 있는 질환으로는 항문이 가려운 항문 소양증, 항문이 찢어지는 치열, 항문의 점막이 빠져 나오는 치핵, 항문이 곪는 치루, 그리고 항문에 사마귀가 생기는 곤지롬 등 여러 가지가 있다.

 원인으로는 여러 가지가 있지만, 우선 본인의 생활 습관이 잘못된 것은 아닌지부터 살펴봐야 한다. 식사는 영양소를 골고루 갖춰 규칙적으로 하고 있는지, 그리고 더욱 중요한 것은 평소 배변 습관이 어떤지 알아야 한다. 그에 맞춰 치료하고 생활 습관을 고쳐야 완치도 되고, 이후 재발률도 줄일 수 있기 때문이다.

치질의 여러 가지 증상

치질의 가장 흔한 증상으로는 출혈과 탈항이 있다. 변을 본 뒤 피가 보이기 시작하면 이때부터 환자들은 깊은 고민에 빠지게 되며, 이로 인한 스트레스로 병을 더욱 악화시키게 된다.

출혈은 초기에는 배변 시 변에 피가 묻거나 변을 본 뒤 휴지에 피가 묻는 정도이지만, 후기가 되면 배변 뒤 피가 뚝뚝 떨어지거나 상당량의 피가 쏟아지는 것처럼 나오는 것을 볼 수 있다. 후기가 되어 출혈이 심하면 이로 인한 빈혈이 생길 수 있다.

탈항은 초기에는 직장 항문내강이 돌출된 상태이지만, 진행되면 항문 밖으로 탈출되어 밖에서도 보이게 된다. 초기에는 배변 시에만 일시적으로 보이고 배변 뒤에는 항문 내로 저절로 들어간다. 그러나 점점 더 진행이 되면 항상 항문 밖으로 탈출된 상태가 되어 일상생활을 하는 데 상당한 불편함을 초래한다.

이 외에도 통증과 점액 분비 및 소양증 등의 증상을 보이는데, 내치핵은 원칙적으로 통증이 없는 것이 보통이다. 그런데 내치핵에 통증이 동반된다는 것은 혈전(핏덩이)이 생기거나, 항문 밖으로 빠져나온 치핵이 항문 안쪽으로 들어가지 못해 부종을 일으켜 그로 인해 아픈 것이다.

2.
《동의보감》에서의 치질

치질의 원인

痔病之因

小腸有熱必痔大腸有熱必便血<仲景>○內經曰因
而飽食筋脈橫解腸澼爲痔又曰飮食不節起居不時
者陰受之陰受之則入五藏入五藏則䐜滿閉塞下爲
飱泄久爲腸澼○腸澼者大便下血卽腸風藏毒也澼
者腸間積水也<類聚>○盖飽食則脾不能運食積停
聚大腸脾土一虛肺金失養則肝木寡畏風邪乘虛下
流輕則腸風下血重則變爲痔漏或醉飽入房精氣脫
泄熱毒乘虛下注或淫極入房致傷膀胱與腎肝筋脉
盖膀胱筋脈抵腰絡腎貫臀走肝環前後二陰故痔乃
筋脉病也<入門>○痔非外邪乃藏內濕熱風燥四氣

相合而成其腸頭成塊者濕也腸頭墮腫者濕兼熱也
出膿血水者熱勝血也作大痛者火熱也痒者風熱
也大便秘者燥熱也小便澁者肝藏濕熱也<入門>

치질의 원인

소장에 열이 있으면 치질이 되고, 대장에 열이 있으
면 변혈便血이 나온다. 내경에서는 '음식을 너무 배부
르게 먹으면 장위腸胃의 근맥이 늘어나기 때문에 장벽
이 되거나 치질이 생긴다'라고 하였다. 또 음식을 조절

하지 못하고 기거와 활동이 제때에 맞지 않으면 내재된 음기가 먼저 손상된다. '음분이 병사를 받으면 오장으로 들어가고, 오장으로 들어가면 배가 그득 차고 막히게 되어 삭지 않은 설사가 나다가 오래되면 장벽이 된다'라고 하였다.

'장벽'이란 대변에서 피가 섞여 나오는 것으로서, 곧 장풍장독이다. 벽澼이란 장 사이에 물이 고여 있는 것이다. 대체로 음식을 너무 배부르게 먹으면 비脾가 잘 소화시키지 못하여 대장에 오랫동안 머물러 있게 된다. 비토脾土가 한번 허약해져 폐금肺金이 영양을 받지 못하면 간목肝木이 두려워하는 장기의 기운이 적어져서 풍사風邪가 그 허한 틈을 타고 침범하여 아래로 몰리게 되는데, 이것이 경輕하면 장풍腸風이 생겨 혈변을 보게 되고, 중重하면 치루가 된다.

혹 술에 몹시 취하거나 배부를 때 방사房事를 치르게 되면 정기가 몹시 빠져 나가 열독이 그 허한 틈을 타고 아래로 몰린다. 혹은 음욕이 지나친 상태로 입방하게 되면 방광경, 신경, 간경의 근맥을 손상시킨다. 대체로 방광경의 근맥은 허리로 올라가서 신腎에 연락되어 있으나 한 가닥은 엉덩이를 뚫고 올라가서 간으로 가는데, 전음前陰과 후음後陰을 돌아서 올라가므로 치질은 근맥의 병이 되는 것이다.

치질은 외사에 기인하는 것이 아니라 장 속의 습, 열, 풍, 조 등 사기邪氣가 뒤섞여서 생기는 것이다. 대장 끝에 멍울이 생긴 것은 습 때문이고, 대장 끝이 밖으로 나오면서 붓는 것은 습과 열이 겹친 때문이며, 농혈이 나오는 것은 열이 혈을 억누르기 때문이고, 몹시 아픈 것은 화열 때문이며, 가려운 것은 풍열 때문이고, 변비는 조열 때문이며, 소변이 잘 나오지 않는 것은 간에 습열이 있기 때문이다.

'치'라는 것은 '솟았다'는 뜻이다

痔者峙也
....
內經曰腸澼爲痔如大澤中有小山突出爲峙人於九
竅中凡有小肉突出皆曰痔不特於肛門邊者有鼻痔
眼痔牙痔等類其狀不一<三因>○漢避呂后諱號
痔疾爲野鷄病<類聚>

치라는 것은 솟았다는 뜻이다
....
　내경에서 '장벽이나 치질이 된다'라고 하였는데, '치痔'
라는 것은 큰 못 가운데 작은 산이 솟아난 것과 같다

는 것이다. 사람의 구규九竅[1] 가운데 작은 군살이 나온 것을 다 치痔라고 하지, 특별히 항문 둘레에 나온 것만을 가리키는 것은 아니다. 즉 비치鼻痔, 안치眼痔, 아치牙痔 등의 종류가 있으되, 그 증상은 일정치 않다. 한나라에서는 여후의 휘諱[2]를 피하기 위하여 치질을 '야계병野雞病'이라고 하였다.

---

1   인체에 있는 아홉 개의 구멍. 눈, 코, 입, 귀의 일곱 구멍과 요도, 항문을 가리킴.
2   한국·중국·일본 등에서 왕이나 제후 등이 생전에 쓰던 이름.

치질은 내외로 구분한다

痔有内外

脉痔腸痔氣痔血痔酒痔屬内牡痔牝痔瘻痔屬外

치질은 내외로 구분한다

맥치, 장치, 기치, 혈치, 주치는 내치에 속하고 모치,
빈치, 누치는 외치에 속한다.

脉痔

腸口顆顆發　且痛且痒

맥치

  항문 언저리에 도돌도돌한 군살이 여러 개 나와서
아프고 가려운 것을 말한다.

腸痔

肛內結核寒熱往來登圊脫肛

장치

항문 안에 멍울이 생기고, 오한과 신열이 오락가락
하며 변소에 가서 앉으면 탈항이 되는 것을 말한다.

氣痔

憂恐恚怒適臨乎前立見腫痛

기치

　근심하거나 무서워하거나 성내거나 노여운 일이 있으면 곧 항문이 부으면서 아픈 것을 말한다.

血痔
....

每遇大便淸血隨下而不止

혈치
....

  대변을 볼 때마다 묽은 피가 따라 나와 멎지 않는
것을 말한다.

酒痔

每遇飮酒輒發腫痛或下血

주치

　술만 마시면 곧 항문이 붓고 아프며, 혹은 피를 쏟는 것을 말한다.

牡痔

肛邊發露肉珠狀如鼠妳時時滴潰膿血

모치

항문 둘레에 구슬같이 생긴 군살이 돋는데 마치 쥐
젖 같고, 때때로 농혈이 나오는 것을 말한다.

牝痔
肛邊生瘡腫突出一日數枚膿潰

빈치

항문 둘레에 부스럼이 나서 부어오르고 하루에도 몇 개씩 곪아 터지기도 하며, 삭기도 하는 것을 말한다.

瘻痔

浸淫濕爛歲積月累虫生其間蝕腸穿穴

누치

    진물이 나오면서 퍼지고 짓무르며, 오래되면 벌레가
생겨 항문을 파먹어 구멍이 생기는 것을 말한다.

치루

痔漏
·········

卽瘻痔也○痔核已破謂之痔漏<東垣>○瘻痔亦
謂之虫痔歲月積久虫蝕其間痒痛不堪或肛門間射
血如線乃虫痔也虫痔宜熏千金用猬皮艾者佳(方
見下)<本事>○痔漏之源由乎酒色痔久成瘻痔輕
而瘻重痔實而瘻虛治痔之法不過凉血清熱而已
治瘻則初宜凉血清熱燥濕久則宜澁竅殺蟲而兼
乎溫散盖初作則腸胃氣實爲熱久則腸胃氣虛而爲
寒矣<丹心>○痔瘻先須服補藥生氣血

치루
....

곧 누치瘻痔이다. 치핵이 이미 터진 것을 치루痔漏라
고 한다. 누치를 충치虫痔라고도 하는데, 그것은 오래
되면 벌레가 생겨 항문을 파먹으므로 가렵고 참을 수
없이 아프기 때문이다. 또한 항문에서 피가 실같이
쏟아져 나오는 것도 충치虫痔이다.

치루의 원인은 주색酒色에 달려 있다. 치痔가 오래되
면 누漏가 되는 바, 치痔는 경輕하고 누漏는 중重하며,
치痔는 실實하고 누漏는 허虛한 편이다. 치痔를 치료하
는 방법은 양혈청열凉血淸熱해 주는 데 지나지 않는다.
누漏를 치료하는 방법은 초기에는 양혈凉血, 청열淸熱,

조습燥濕해 주고, 오래되었을 때는 삽규澁竅, 살충殺蟲해 주면서 겸하여 따뜻하게 해 주어 흩어지게 하는 방법을 써야 한다. 대체로 초기에는 장위의 기가 실하기 때문에 열증이고, 오래되면 장위의 기가 허해지므로 한증이 된다. 치루 때는 먼저 보약을 써서 기혈을 생하게 해 주어야 한다.

치질 때의 금기사항

痔病禁忌

久痔虛者當服補藥如黑地黃丸(方見上)腎氣丸(方見虛勞)以滋化源更節嗜慾謹起居方可斷根<入門>○治痔忌喫生冷硬物冷藥之類及酒濕麪五辣辛熱大料物及薑桂之類犯之則服藥無效此東垣格言也<綱目>○痔根本是冷愼冷飮食及房勞鷄肉最毒而房勞爲尤甚蕎麥麪亦須忌之<綱目>

치질 때의 금기사항

치질을 오랫동안 앓아서 허해졌을 때는 반드시 보약을 먹어야 한다. 그리고 주색酒色을 절제하고 기거와 활동을 삼가야 비로소 뿌리까지 뽑을 수 있다.

치질을 치료할 때는 생것, 찬 것, 굳은 음식, 성질이 찬 약, 술, 국수, 다섯 가지 매운 것, 몹시 맵고 열이 나게 하는 음식, 대료大料 등과 건강, 육계 등을 금해야 하는데, 이것을 범하면 약을 먹어도 효과가 없다. 치질의 근본 원인은 냉이므로 찬 음식을 먹지 말고 성생활을 삼가야 한다. 또한 닭고기가 가장 독이 되는

데, 성생활을 하는 것은 그보다 더욱 심하다. 그리고
메밀국수 역시 금해야 한다.

치질 때의 흉증

痔病凶證

久痔與陰相通者死<甲乙>○痔漏成穴大小便相

通者亦死<甲乙>

치질 때의 흉증

  치질을 오랫동안 앓아서 전음과 서로 통하게 되면 죽는다. 치루로 구멍이 생겨서 그곳으로 대소변이 나오게 되면 죽는다.

살펴본 바와 같이 동의보감에서도 치핵을 내치핵과 외치핵으로 나눴고, 치루가 생기게 되는 과정과 치질 때의 금기사항 및 흉증까지 현재에 못지않게 기술해 놓았다. 치료와 관련된 부분은 옮겨 적지는 않았으나, 진단이 확실하니 그 치료법 역시도 확실할 것이다.

3.

치핵

치핵의 분류

치핵의 분류는 증상과 형태를 결합시키는 데 주로 적용된다.

1도 치핵은 출혈이 있는 경우, 2도 치핵은 출혈과 탈출이 있으나 저절로 정복되는 경우, 3도 치핵은 도수적인 정복이 필요한 경우, 4도 치핵은 정복이 되지 않는 경우이다.

증상적 치핵에서 모두 출혈이 있는 것은 아니며, 항문 불편감, 변실금 등 다른 증상들이 명확하게 동반되는 것도 아니다. 또한, 증상을 유발할 수 있는 피부 요소들이 분류에 구체화 되어 있지 않다. 그렇다고 하여 이 분류들이 의미 없는 것은 아니지만, 임상에 적용함에서는 신중하여야 한다.

1) 일차적 내치핵

치핵 발달이 정상 노화의 촉진 과정이며 미부로의 이동, 그 안쪽 구조물의 변화와 함께 항문 융기의 크기 증가에 의한다는 형태학에 근거한 분류(탈출의 크기와 정도)로 다음 10가지 정도로 정리 된다.

① 일차 내치핵은 특이한 상태와 관련되어 있지 않다.
② 등급 매기기와 치료는 연관될 수 있으며, 따라서 치료법은 그에 맞춰 다르다.
③ 항문 융기가 비정상적인 치핵으로 될 때 보통 크기가 증가한다.

④ 치핵의 주요 이상은 구조의 완전한 변화보다는 크기의 변화이다.

⑤ 없거나(작은), 간헐적이거나(중간의), 정복되지 않으면서 지속적인(큰), 정복이 불가능한(매우 큰) 크기의 가장 정확한 반영은 탈출이다.

⑥ 중간기를 거치지 않고 항문 융기가 매우 큰 치핵으로 되지 않는다면, 육안으로 측정한 크기에 의한 분류와 탈출의 정도로 최선의 치료가 가능하다.

⑦ 젊은 환자가 출혈이 있지만 탈출의 증거가 없으면 초기에 포함된다(0기). 정상 항문 융기도 출혈할

수 있다.

⑧ 한번 탈출이 있으면(2기) 치료 없이는 변화가 비
  가역적이다.

⑨ 치핵에서 보이는 염증은 기계적 자극으로 인한
  것이 많다.

⑩ 대부분의 경우, 통증은 일차적 내치핵 탓이 아
  니다. 다른 원인을 찾아봐야 한다.

· 1기, 2기 치핵과 연관된 불편감은 보통 항문의
  과도한 긴장과 연관된다.

· 3기 치핵과 연관된 불편감은 아마도 항문관의
  벽이나 골반저의 원인으로부터 기인하며, 끌리

는 느낌에서부터 심한 항문 통증까지 다양하다.

· 4기 치핵 환자가 겪는 통증은 이차적 합병증과 관련된다(혈전, 궤양 등).

2) 이차적 내치핵

일차적 내치핵의 형성에 관여하는 기전과 같더라도 (골반 내 압력 상승, 정상 정맥 순환의 방해, 항문 표면에 작용하는 전단력, 점막과 점막하 지지의 약화 등), 이차적 내치핵은 특정한 상태로부터 발생된다. 가장 심각한 원인은 항문직장의 암이지만, 다음 4가지 정도로 정리된다.

① 항문·직장 기형, 저긴장低緊張의 항문 괄약근

② 복수腹水

③ 자궁 임신, 장궁 순생물(섬유종, 자궁이나 경부의 암),
   난소 신생물, 방광암

④ 하반신 마비, 다발성 경화증

3) 외치핵

항문연을 둘러싸는 피부 깊이 있는 하치핵 정맥총
의 정맥 통로에 위치하는 치핵들이 있다. 그것들은 진
정한 치핵은 아니다. 대부분 합병증의 결과로 인식될
뿐이며, 대개 전형적으로 통증이 있는 단독의 급성 혈

전이다.

내치핵이 없어도 통증을 호소하는 환자들, 배변 후 과도한 청결을 유지하려다 외상을 입어 미세 출혈(휴지에 보이는)을 호소하는 젊은 환자들이 많다. 내치핵과 관련된 외치핵(내외치핵)은 내치핵이 양쪽 치핵총을 포함하여 진행한 결과이며, 내치핵의 외적 확대라고 보는 것이 맞다.

4.
치루

치루란

'치루'는 항문·직장 주위의 농양이 터진 후 형성된 것이다. 일반적으로 내구內口, 누관과 외구外口가 있다. 치루는 여자보다는 남자에게서 많이 발견된다.

항문·직장 누관은 대부분 항문·직장 주위의 농양이 스스로 터지거나, 혹은 수술 절개 시 고름을 짜낸 후 고름주머니가 점차 축소되어 관상을 만들며 고름을 빼내는 일이 원활하지 못하고 장의 내용물 감염원이 내구로부터 계속 관강으로 진입하여 상처 표면이 쉽게 아물지 않아 형성된 것이다. 기타 원인은 다음 5가지 정도로 정리된다.

① 항문을 청결히 하지 못하여 땀, 대변 등에 의해 항문 안 항문선에 세균이 감염을 일으켜 화농.

② 항문에 상처가 있을 때 대변, 배뇨로 복압이 높아지거나, 혹은 항문 괄약근이 염증성 자극을 받으면 항상 긴장과 불수의의 수축 상태에 있으므로 환부가 쉽게 휴식을 하지 못해 아무는 데 영향을 미친다.

③ 항문·직장 주위는 지방조직이 풍부하여 저항력 및 회복 능력이 결핍되어 있다.

④ 항문·직장 부위는 혈관이 풍부하고 구불구불하여 항상 항문부가 충혈 되고 혈액공급의 장애를

받게 된다. 따라서 항문부는 구부영양 부족을
일으킨다.

⑤ 외상, 종기, 내외치, 치열, 암 등의 질환으로 감염
된 후 생긴다.

치루의 분류

1) 임상상 쓰는 분류: 내·외구에 따른 분류

① 내외루

완전루라고도 한다. 내구, 누관, 외구가 있으며
내구는 항문·직장강 안에 있고 외구는 체표와
서로 통한다. 이런 종류가 가장 많다.

② 내치루

내구와 누관만 있고 외구가 없거나 혹은 외구체
표와 서로 통하지 않는다. 또한 2개의 구멍이 모
두 항문안에 있고 누관으로 서로 통하고 있는 완
전내루도 내치루에 포함된다.

③ 외치루

외구와 누관만 있고 내구가 없다. 단구외루와 2
개 혹은 여러 개의 외구가 서로 통하는 완전외
루가 있다. 단구외루는 적게 보이며 다수의 상황
이 내구이거나 혹은 내구가 잠시 폐합된 것이다.

2) 누관과 괄약근 관계상에서의 분류

① 피하루, 항문후피하루

② 점막 아래의 루

③ 외괄약근 천층과 피부하 사이의 루

④ 외괄약근 심층과 천층 사이의 루

⑤ 항문거근과 외괄약근 심층 사이의 루

⑥ 항문거근 상부의 루, 직장후루와 골반직장루

①, ②, ③은 치료가 용이한 편이고 ④, ⑤, ⑥은 치료하는데 시간과 노력이 많이 든다.

3) 누관 형상에 따른 분류

① 직루_{直瘻}

② 완곡루

③ 마제형루_{馬蹄型瘻}: 전마제형루, 후마제형루

5.

치열

치열이란

'치열'은 항관피부, 피하조직과 근육층이 찢어져서 종횡으로 베틀 형 궤양면을 형성한 것이다. 항문 가장자리와 치상선의 사이에 가장 많다. 청장년 및 노인에게 많이 보이며 임상상 변비, 출혈과 항문통이 3대 특징이다.

변비

    치열이 있는 환자들은 대부분 변비가 있거나 변이 건조하고 딱딱하다. 누구든 변비로 인해 한두 번 치열을 일으키는 것이 보통이며, 대부분 알아서 치유된다. 식사량이 적고 스트레스에 많이 노출되어 있으며, 생활이 일정치 못한 사람들이 변비에 걸릴 확률이 높다.

    변비인 사람은 배변 시 항문에 힘을 써야 하는데, 그 힘이 너무 지나쳐서 피하조직 혹은 근육층이 찢어져 치열을 일으킨다. 즉 변비는 치열을 일으키고, 치열이 있으면 배변 시 고통이 따라 배변을 참게 되고, 이로 인해 대변은 더욱 딱딱해지고 변비는 더 심해지는 '악성순환'에 빠질 수 있으므로, 변비가 있다면 치열과 변비를 동시에 치료해 주어야 한다.

출혈

　일상적인 변을 볼 때 적혈을 나타내거나, 대부분은 변을 본 후 화장지에 선홍색 피가 묻어 나와 출혈을 감지하게 된다.

항문통

변비나 기계적 손상(항문에 과한 자극)으로 생긴 상처로
인해 항문에 생긴 통증으로, 원인이 제거된다면 항문
통증 역시 자연 소실된다.

치열의 분류

1기: 항관부의 찢어진 상처가 얕고 궤양이 없고 합병증이 없다. 출혈은 있으나 동통이 심하지 않다(초기).

2기: 항관 상피조직의 전층이 찢어져 궤양 형성을 동반하지만 합병증은 없다. 염증을 일으키기 쉽고 부종이 생기며 동통이 분명하고 변을 본 후 혈을 띠고 있다(중기).

3기: 항관궤양의 상처가 즐막대 혹은 항문의 괄약근 까지 이른다. 궤양 가장자리는 가지런하지 않으며, 누관, 치열치의 증대, 항두염, 항유두염, 항유두비대 등으로 발전된다(후기).

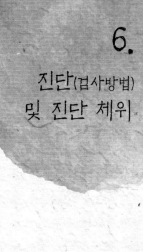

6.

진단(검사방법) 및 진단 체위

지진 指診

치질을 진단하는 데는 무엇보다도 손가락을 이용한 지진指診이 가장 쉽고도 중요한 방법 중 하나이다. 많은 항문·직장 질환은 항문·직장수지검사에 의하여 조기에 발견할 수 있는데, 직장암의 80%가 이 검사에서 발견할 수 있다.

검사방법

검사자는 오른손 집게손가락에 골무를 끼고, 윤활제를 발라 검사에 편리하고 환자의 불편을 줄일 수 있도록 한다. 먼저 항문 가장자리 주위의 피부를 검사한다. 만약 압통 혹은 압박감이 있다면, 항문 주위 감염이 있다는 것이다. 정중앙에 압통이 있다면 치열이고, 피부 아래에 딱딱한 관이 항문외루 입구와 서로 이어져 있으면 치루이다. 항문 가장자리 주위 검사가 끝난 후 오른손 집게손가락으로 살살 항문 가장자리를 안마하여 괄약근이 이완되도록 한 연후에 집게손가락을 천천히 직장으로 옮겨 넣는다. 만일 갑자기 손가락을 항문에 삽입할 경우, 괄약근이 자극을 받아 경련을 일으키기 때문에 쉽게 삽입할 수 없을 뿐 아니라 동통을 일으키게 된다. 검사 시 환자에게 심호흡을 시켜 복압을 경감시킨다.

진단 체위

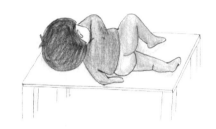

1) 측와위側臥位

장점

① 환자가 적응하고 유지하기가 쉽다.

② 당황스러움을 최소로 한다.

③ 노약자의 신체적 문제를 최소로 한다.

④ 의사와 환자 간의 대화 교환을 촉진한다.

⑤ 간호사나 부모가 환자의 머리맡에 앉아 안정과
조절을 도울 수 있다.

⑥ 기계 선반에 쉽게 접근할 수 있다.

단점

① 비만한 둔부를 벌리지 못한다.

② 직장-에스상 결장 각도를 줄이지(곧게) 못한다.

모사언 박사의 치질 치료 한방(韓方) 해결

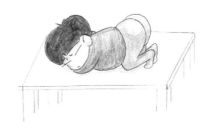

2) 슬흉위膝胸位

장점

① 둔부를 벌려 시각 검사를 촉진한다.

② 중력의 흐름을 좋게 하여 기구 끝으로부터 액체가 멀어져 기구의 사용을 도와준다. 의사가 시술하기가 편하다.

③ 직장-에스상 결장 각도를 감소(곧게 한다)시킨다.

단점

① 당황스럽다. 특히 여장의 경우.

② 노인들이 적응하고 유지하기 힘들다.

③ 종종 환자를 흔들리지 않게 하는 데 도움이 필요하다.

④ 의사와 환자 간의 말 교환이 방해된다.

⑤ 기구 선반에 쉽게 접근하기 어렵다.

　※ 진단 및 시술 시 가장 선호하는 체위

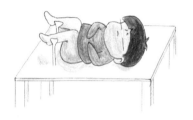

3) 절석위截石位

다리 지지대가 있는 침대에 환자가 누운 상태에서
두 다리를 지지대에 올려놓고 다리를 벌린 상태로 진
단 및 시술을 하게 되는 체위이다. 이는 산과 의사들
이 선호하는 자세이다. 많이 비만인 환자나 소아들에
게 가끔 시행하는 체위이며, 복잡한 수술에 적당한
체위이다.

7.
치험례

치질 치료 사례

성명: 김○○　　성별: 여　　나이: 67

이 환자는 젊었을 때는 괜찮았으나 나이가 먹어가며 변비가 심해진 케이스이다. 최근에는 변비로 인해 변을 제대로 본 적이 별로 없으며, 며칠 전부터 휴지에 피가 묻어나기 시작하고, 변에도 피가 보이기 시작했다. 또한 항문통은 없으나 항문 부위가 부어있는 듯한 느낌을 자주 받고 앉아있을 때 통증이 오는 듯하여 내원했다.

병력 청취를 해 보니 치열의 가능성이 높아 우선 항문 검진을 했다. 검진을 해 보니 항문 윗부분(12시 방향)

에 초기 치열이 의심되는 열상이 있고, 아랫부분(7시 방향)에 항문 주름이 살짝 부어올라 있었다.

변비로 인해 딱딱하게 굳은 변이 나오면서 열상을 일으킨 것도 주요 원인이지만, 이 환자 같은 경우는 휴지로 너무 닦아 2차적 기계적 손상이 더욱 심각한 상황인 듯하여 휴지로 너무 닦지 말고 변을 본 후 간단하게 닦아내고 샤워를 하라고 하였다.

치열은 초기 단계로 간단하게 연고 치료가 가능했으며, 주름이 부어 치핵의 0기 수준이었으므로 약물 처방 및 좌욕제로 충분히 치료가 된다. 치열 및 치핵의 치료도 중요하지만, 근본적인 원인인 변비를 치료하기 위해 더욱 노력하였다. 노년기 변비는 노화로 인해 오는 것이라 약 복용기간도 상당히 길었으나, 치료 뒤 많이 호전되어 변 보기도 수월해지고 치질(치열 및 치핵)도 빨리 호전되었다.

성명: 노○○   성별: 남   나이: 47

　　장시간 운전을 하는 직업(운송업 20년)을 가진 분으로, 평소 배변시간이 일정치 못하여 일하는 동안 한 번도 제시간에 대변을 속 시원하게 봐본 적이 없다고 했다. 변비는 아니나, 항상 대변을 참다가 시간 내서 가는 거라서 대변을 볼 때마다 힘이 많이 든다고 하였다. 피곤하면 항문이 가렵고 출혈도 약간 있었으나 며칠이면 증상이 소실되곤 했으나, 몇 달 전부터는 항문소양과 약간의 통증, 출혈이 있고, 앉아도 뭔가 있는 듯한 이물감 때문에 불편하여 내원하였다.

병력 청취를 해 보니 20년간 항문 부위에 압박을 주었으며, 그 부분에 대해 스트레스가 높고 또 배변 환경 및 습관이 좋지 못하여 장내압력이 높아져서 찾아온 치핵으로 판단되었다. 항문 검진 시 다수의 치핵을 발견할 수 있었으며, 본인이 통증에 무딘 편이라 그냥 지낸 듯했다. 다행이도 이 환자는 증상에 비해 통증을 느끼지 않아 약물을 투여하며 경과를 관찰하기로 했다.

일하는 시간이 일정치가 않아 대변을 제때 보지 못하는 것을 빨리 고쳐야 할 것 같아 무조건 시간을 정해 30분 정도 앉아 있으라고 처방했다. 그리고 이후

여건만 된다면 대변을 참지 말아 달라고 했다. 그렇게 3개월 정도를 치료했으나 차도가 없다가, 본인이 대변 보는 시간이 비교적 일정해졌다고 하면서부터 상태가 호전되기 시작했다.

이 환자는 가지고 있는 증상에 비해 본인이 느끼는 통증이 적어 그래도 치료하는 데 수월한 편이었다. 이 후로도 배변에 신경 쓰고 먹는 것도 잘 조절하여 불편함 없이 지내고 있다.

성명: 박○○　　성별: 여　　나이: 33

　임신 후 생긴 치질로 내원한 환자이다. 임신 5개월째부터 대변 보기가 힘들기 시작했으며, 이후 좌욕을 하면 좋다고 하여 좌욕기를 이용해 수시로 좌욕을 했다. 좌욕 초반에는 좋았으나, 시간이 지날수록 항문 부위가 건조해지는 듯하며 대변 볼 때도 아파오기 시작했다고 한다. 이후 출혈이 생겨 내원했다.

　병력 청취를 해 보니 임신으로 인해 튀어나온 치핵에 좌욕이 좋았으나, 그 횟수가 너무 많고 항문 부위에 불필요하게 자극을 많이 주어 생긴 치질로 보았다.

이에 일단 좌욕을 하루에 2번(아침, 저녁)으로 제한했다. 임산부의 치질 치료는 좌욕이 최상의 치료라 좌욕제 처방만으로도 좋아졌다. 산후 재방문하여 물어보니 좌욕 횟수를 제한한 뒤 많이 좋아졌으며, 아이를 낳고서는 완치되었다고 한다.

치질 치료 중 아쉬웠던 케이스

> 좌욕제를 복용하여 탈이 난 할머니

초기 치열 및 치핵 증상으로 내원하여 항문 검진 후 복용하는 가루약과 좌욕제를 처방했다. 당일 집에 가는데 좌욕제 포장이 터져서 가루약에까지 좌욕제가 묻어버렸다. 환자 본인은 별 문제가 없을 거라 생각하고 가루약을 복용했으나, 복용 후 엄청난 설사를 하고 진이 빠져버렸다. 이후 신뢰도도 떨어지고 환자를 제대로 끌고 갈 수가 없었다.

이 환자는 먹어서는 안 될 좌욕제를 복용하여 속에서 탈이 난 케이스로, 이후 좌욕제 포장에 더욱 신경을 써서 환자가 혼동하거나 터짐으로 인해 불편함을 느끼지 않게 포장지를 바꾸고 환자 교육을 더욱 철저히 하게 되는 계기가 되었다.

치루 불법 시술 후유증 할아버지

의료시설이 많이 없던 시절, 치루 치료를 병원이 아닌 일반인에게서 받은 환자였다. 염증 부위를 어떻게 제거하고 치료를 했는지 온 항문이 켈로이드[3]화化 돼서 딱딱하게 굳어 있었다. 여러 병원을 다니다가 본원까지 찾아오게 됐는데, 항문 검진을 해 보니 도저히 손쓸 수가 없는 상황이어서 환자 분에게 여기서는 치료가 불가능하다고 알려드렸다. 환자 본인도 여러 병원에서 치료가 불가하다는 것을 들어왔던 터라 그냥

---

3 Keloid: 흉터종. 피부의 결합 조직이 이상 증식하여 단단하게 융기한 것.

혹시나 하는 마음에 들렀다고 했다.

이 환자는 항문샘에 생긴 염증들은 제거하기 위해 검증되지 못한 시술을 무분별하게 받아 항문 부위가 모두 켈로이드화 되어 탄력성이 전혀 없고 완전 굳어 있었다. 그래서 대변 실금으로 고생을 하고 있긴 하나, 흥미롭게도 내치핵이 하나 있어 항문을 막아주고 있었다. 본인 소견으로는 그 치핵을 제거하면 앞으로 대변 실금이 더욱 심해질 듯하여 환자 및 보호자와 상의한 뒤, 항문 관련해서 아무런 치료도 받지 말고 앞으로 관리에 더욱 신경 쓰라고 했다.

이 케이스로 인해 내가 '병을 치료하는 게 우선인지

사람이 사람답게 살게 하는 게 우선인지'에 대해서 많은 생각을 하게 됐고, '나는 병을 잡는 게 아닌 사람이 사람답게 살게 하기 위해서 치료를 하는 것'이라는 치료관이 생기게 되었다.

8.
치질 및 치루 관련
저자 칼럼

치질, 치루 한방치료로
치료 시기 놓치지 말자

  치질, 치루의 치료법은 수술밖에 없다고 생각하는 사람들이 대부분일 것이다. 그러나 치질(치핵, 치루, 탈항 등)은 현대인만의 병이 아니라 예전부터 있던 병이다. 일반인들이 가장 많이 알고 있는 동의보감만 보더라도 치질, 치루 관련 치료법 및 시술법이 다양하게 나와 있다.

  치질 치료를 하면서 가장 안타까운 순간은 환자가 여러 가지 이유로 인해 치료 시기를 놓쳐 간단하게 치료하지 못하고, 꼭 병을 크게 키운 다음에 후회하면서 치료를 받을 때다. 물론 항문을 남에게 보인다는 게 많이 수치스럽고 또 치질이라는 병을 더럽게(?) 여

기는 경향이 있어 어디 내놓고 말도 못하고 혼자 끙
끙 앓을 수밖에 없게끔 하는 사회적 분위기도 한몫
했다고 본다.

치질은 초기 증상이 있을 때 와야 치료도 간단하고
후유증도 없다. 초기 증상이라 하면, 우선은 항문의
소양감이다. 가렵다고 해서 무조건 병이라는 것은 아
니지만, 문제가 되는 것은 소양증이 심해지면 반사적
으로 긁어 피부손상을 일으키고 이로 인해 항문주위
염을 유발할 수 있다는 것이다. 하지만 소양증으로
와서 치료를 하여야겠다고 생각하는 사람은 극히 드
물다. 또 이때는 청결하게 잘 관리만 해 줘도 자연적

으로 증상이 소실되기도 한다.

그다음으로는 배변 시 느껴지는 배변통인데 변비 환자들에게서 흔히 볼 수 있다. 치질의 시초는 변비라고 볼 수 있을 정도로 장 건강과 변비는 떼어놓고서는 말을 풀어 나갈 수가 없다. 배변 습관이 좋지 못해 생긴 변비로 인해 항문 주위에 열상이 생기고, 이때부터 관리를 잘못하여 각종 치질로 변질되어 병원에 오기 시작한다. 이때 와주기만 해도 쉽게 고칠 수 있다.

마지막으로 이제는 진짜 겁을 먹고 병원을 찾아오는 단계인데, 가만히 있어도 항문이 아프고 배변 후 점액이나 혈액이 묻어날 때이다. 배변과 상관없이 아픈 직장통은 항문의 종창(부은 것)이 있는 경우인데 이는 혈전 성 치핵, 직장 농양 때문이다. 이렇게 항문 쪽 문제가 확실시된 다음에 병원에 오게 되면 아무래도 치료시기가 길어지고 일생생활로의 복귀 또한 늦어지게 된다. 그러니 항문병은 애초에 예방하는 것이 중요하며 조금이라도 이상이 있으면 빨리 전문가를 찾아가 상담을 받아보는 것이 좋다.

치질 치료와 케겔 운동 (항문 조이기)

우리가 일생을 살면서 골반부의 근육을 얼마나 사용할까? 지금 이 글을 읽는 독자 분들도 곰곰이 생각해 보면 평소에 특별한 일 없이 항문 괄약근을 의식적으로 조이지는 않았을 것이다. 항문 괄약근과 항문 주위에 있는 근육들은 수축보다는 풀어지는 상태인 경우가 대부분이다. 대변을 볼 때도 항문에 힘을 주는 것이 아니라 배에 힘을 주고 (복압을 높여주는 것) 항문 괄약근을 풀어주어 대변이 잘 나올 수 있게 하는 것이다. 그러다 보니 골반 근육은 평생 늘어지기만 하지 자연적으로 단련이 되는 일은 극히 드물다. 그로 인해 항문병이 찾아오며, 항문병 뿐만 아니라 요실금 역시도 골반 근육의 약화로 인한 것이다.

올바른 케겔 운동법이 따로 있는 것은 아니다. 하루 3번, 회당 적어도 100번씩 하는 것이 좋다. 중요한 것은 한 번에 많이 그리고 자주 하는 것이다. 따지고 보면 케겔 운동처럼 아무 제약 없이 편하게 할 수 있는 운동도 극히 드물다. 하루 중 잠시라도 짬이 난다면 앉은 상태에서도 좋고 서있는 상태에서도 좋고 누워서도 좋다. '아! 항문 운동'하고 생각이 난다면 지체하지 말고 항문 괄약근을 조여주자. 이때 양쪽에 있는 대둔근(엉덩이근육)을 서로 붙여버리겠다는 느낌으로 하면 된다.

케겔 운동에 관해 가수 김도향 씨와의 일화가 있다. 같은 방송에 패널로 참석하게 된 적이 있었는데 이분이 케겔 운동법 전도사 같은 역할을 하고 있었다. 당시 방송에서도 이 부분에 관한 얘기가 나왔었는데, 김도향 씨는 하루 적어도 1,000회씩 한다고 한다. 특히나 차를 타고 이동하는 시간이 많은 연예인 생활 특성상 멍하니 앉아있는 경우가 많아 점점 아래쪽 근육들이 약해졌었는데, 케겔 운동을 접한 이후에는 차에 앉아도 멍하니 있지 않게 되어 정신도 항시 맑게 유지가 되고, 아래쪽 근육 강화에도 많은 도움이 되었다고 한다.

치질 치료에 있어서 예방 및 치료 후 재발방지에 중요한 케겔 운동법을 다루어 봤다. 이것은 결코 가벼이 볼 내용이 아니니 지금 바로 항문 조이기 운동을 해 보시기를 권해 본다.

동의보감의 치질 치료

현재 많은 환자들이 치질로 고통을 받고 있으며, 다양한 치료법이 있음에도 불구하고 국내 치질 치료는 거의 수술에 의존하고 있다. 국내 수술 건수 상위 3위 안에 항상 치질 수술이 들어가는 것만 봐도 현재 치질 치료는 수술만이 답인 것처럼 보여진다.

많은 사람들이 치질을 근래 들어 서구식 식생활을 하며 생긴 병으로 오인하는 경우가 있는데, 이는 잘못된 것이다. 치질은 400년 전에 집필된 동의보감에도 상세하게 소개되어 있을 정도로 오래된 질병이며, 또 전통적인 한방치료와 생활 습관 개선만으로도 얼마든지 고칠 수 있다.

동의보감에서는 치질의 원인으로 소장에 열熱이 있거
나, 음식을 너무 배부르게 먹고 활동을 제때에 맞지 않
게 해서 생긴 것으로 봤고, 또 술에 몹시 취하거나 배
부를 때 방사를 치르게 되어 십이경맥十二經脈 중 방광경
膀胱經, 신경腎經, 간경肝經의 근맥筋脈을 손상시켜서 온다
고 보고 있다. 또 치질은 습濕, 열熱, 풍風, 조燥 이 사기四
氣가 뒤섞여서 생기는 것으로 봤는데 대장 끝에 멍울
이 생긴 것은 습濕 때문이고, 밖으로 나오면서 붓는 것
은 습濕과 열熱이 겹친 때문이며, 농혈膿血(피고름)이 나오
는 것은 열熱이 혈血을 억누르기 때문이고, 몹시 아픈
것은 화열火熱 때문이며, 가려운 것은 풍열風熱 때문이

고, 변비는 조열燥熱 때문이며, 소변이 잘 나오지 않는 것은 간에 습열濕熱이 있기 때문이라고 서술되어 있다.

현대에는 운동량이 적고 너무 배부르게 먹어서 오는 치질이 많으며, 또 상기한 바와 같이 각종 음욕이 지나쳐서 오는 치질도 무시할 수 없을 정도로 많다. 따라서 습열濕熱이 대부분을 차지하며, 치료 또한 그 습濕을 말려주고 열熱을 식혀주는 치료를 주로 하면 되는 것이다.

그리고 동의보감에는 약실로 묶어서 결찰[4]하는 치

---

4   結紮: 주로 지혈의 목적으로 혈관이나 조직의 어느 부분을 잇고 혈행을 멎게 하는 것.

료법이 기술되어 있으며, 또 치질 치료 시 매운 것, 찬 것, 국수, 닭고기를 먹는 것이 독이 되는데, 성생활은 그보다 더욱 심하다고 하여 피하게 하였다.

따라서 상기한 금기사항들을 잘 지키며 한약으로 코팅한 약실을 이용한 결찰술과 원인에 따른 치료약을 복용, 그리고 좌욕과 훈증을 병행하면 고통 없이 치질로부터 해방될 수 있다.

항문에서 피가 나요!

치질 환자들은 자각증상이 있더라도 참다가 뭔가 확실한 계기가 있어야 내원하는 경우가 대부분이다. 우선은 항문 쪽에서 생긴 병이다 보니 평소 관찰하기가 힘들다는 점과 잘못된 인식으로 인한 공포감 및 수치감 때문이라고 생각이 된다. 그럼 병원에 내원하는 계기 중 가장 큰 비중을 차지하는 것은 무엇일까? 역시나 대변 후 피가 보였을 때이다. 변기에 피가 고여 있을 때는 물론이고 대부분은 휴지에 피가 묻어 나왔을 때부터 어떻게 해야 하나 고민하게 된다.

항문에서 피가 왜 나왔을까? 우선 변이 딱딱하게 굳어서 나오는 것은 아닌지 봐야 한다. 아니면 환경의 변화 또는 예민한 성격으로 인해 변을 잘 보지 못하다가 한 번에 굵은 변을 보진 않았는지 확인해야 한다. 이런 경우 항문에 열상이 생기면서 피가 묻어나기 때문이다. 이때에는 우선 변비 치료에 중점을 두고 접근을 해야 한다. 항문에 생긴 열상 치료에만 집중해봤자 상처가 반복되고, 그 반복된 상처로 인해 차후에 더욱 심각한 상황이 벌어질 수도 있기 때문이다. 단순히 설사약으로 장을 비워낼 생각만 하지 말고, 실생활 속에서 어떤 점이 잘못됐는지를 찾아내어 고쳐 나가는 것이 중요하다.

화장실은 많아졌고 환경 역시도 좋아졌으나, 현대

인들은 여러 가지 이유들로 화장실에 자주 가지 못한다. 이러한 이유로 생기는 변비가 상당히 많다. 회사원들을 예로 들어보면 출근시간 맞추느라 집에서 못가고, 회사에 나왔더니 업무 및 주위의 눈치를 보느라 화장실에 못간다. 또 성격적으로 너무 예민하여 공동으로 이용하는 화장실에서 대변을 못 보는 사람들도 꽤 된다. 이로 인해 생긴 변비는 생활 패턴을 바꾸거나, 본인이 편한 시간에 갈 수 있도록 끊임없이 배변 훈련을 하여서 극복해 나가야 한다.

항문에서 피가 난다고 꼭 치질은 아니다. 하지만 배변습관이 좋지 못하고, 변비로 인한 상처가 계속 생기고, 대장에 압력이 많아져 힘들어진다면 향후 심각한 치질로 발전될 확률이 높다. 오래 앉아서 일해야 하는 사람들은 장 운동도 자주 하고 식이섬유가 많이 포함된 음식들을 섭취하는 등 변비를 예방하고 치료하는 것부터 시작해 보자!

항문 너무 자주 씻으면 병 난다

항문은 우리가 섭취한 음식들에서 영양분이 모두 빠져나가고 버려지는 찌꺼기들이 나오는 통로이다. 그러다 보니 더럽다고 느껴서 자주 씻는 경향이 있다. 물론 대변을 보고 깨끗하게 씻어주는 것은 너무도 당연한 것이며, 냄새 때문에라도 씻어주는 것은 좋다. 하지만 이 역시도 너무 과하면 안 된다.

치질이 생기면 우선 항문이 가렵거나 습하고, 축축한 느낌을 동반한 통증과 이물감이 있다. 이때 환자들은 그 축축한 느낌 때문에 자주 씻거나 좌욕을 많이 해서 오히려 치질을 더 키워오는 경우가 많다. 우리 항문은 대변이 나가야 하는 곳으로써 항문샘을 통해 액이 분비되어 건조해지지 않게 유지한다. 항문이 건조해져 있다면 항문열상이 너무 쉽게 발생하며, 치열로 인해 고생을 하게 된다. 요즘 환자를 보다보면 예전과 다르게 너무 씻어 항문액을 인위적으로 말려버려 치열이 생긴다는 걸 느낀다.

우리 몸은 어느 곳 하나 건조해져서 좋은 곳이 없다. 적당한 윤기가 있어야 하며, 건조해 있다면 대부분은 몸이 좋지 않다는 신호거나 노화로 인해 몸의 진액이 다 빠져나갔다는 징조이다.

그럼 어떻게 해야 항문을 청결하고 건강하게 관리를 할 수 있는가? 우선 대변을 잘 보는 것이 중요하다. 매일 일정한 시간에 일정량의 대변을 본다면 항문에 자극을 많이 주지 않을 것이니 치질에 노출될 위험도 낮다. 대변을 본 후 비데를 사용하거나 바로 샤워를 해서 한번 정도 씻어주는 것은 문제가 되지 않으나, 깨끗하게 하기 위해 하루 항문을 3회 이상 물로 씻는 것은 올바르지 않다. 그러니 항문의 청결을 위해서라도 음식을 골고루 잘 먹어 변비에 걸리지 않게 해주고, 될 수 있으면 변을 한번에 시원하게 볼 수 있도록 해 주어야 한다.

또한 휴지로 너무 힘을 주어 항문을 닦지 말고 자극을 너무 많이 주지 말아야 한다. 항문이 가렵거나 축축한 느낌이 든다고 너무 자주 씻거나 말려서 항문이 건조해지도록 하지 말고, 치질에 걸린 것 같다면 우선 진료를 받고 좌욕을 너무 과하게 하지 않는 것이 좋다. 청결도 좋지만 요즘은 과도한 청결로 도리어 병을 만드는 게 안타까워 이렇게 글로나마 당부하고 싶다.

치질 너무 겁나요!

항문 쪽에 병이 생겼다고 인지하는 순간부터 많은 고민을 하게 된다. 부끄럽기도 하고 내가 뭘 잘못 했기에 이런 병에 걸렸나 자책하기도 한다. 무엇보다도 항문병에 대한 정보가 없다보니 막막하여 공포감이 다른 병에 비해 심하기도 하다. 하루는 한 환자분이 다른 치료를 받던 중 조용히 불러서 자기가 치질에 걸린 것 같다고 울먹이며 말을 하는 것이다. 나중에 조용히 진료실로 불러서 병력을 청취해 보니 그리 심한 치질 같지 않아 안심을 시키는데도, 환자는 좀처럼 안심을 하지 못하고 "원장님, 너무 무서워요."만 수십 번 반복을 했다. 나이가 많은 여자 분이셨는데 나이 먹어서 몹쓸 병에 걸렸다며, 치료가 너무 아프거나 고통스러우면 그냥 가지고 있다 죽겠다고 하였다.

이 환자는 병이 생긴지도 오래되지 않았고 그리 심한 거 같지 않으니 일단은 항문을 진찰하고 말씀 드리겠다고 계속 안심시켰다. 그리고 항문을 진찰하였는데 역시나 큰 문제가 있지는 않았다. 단순 치열과 항문 아래쪽 주름이 살짝 부어 있는 치질의 아주 초기 증상이었다. 그래도 이 환자는 다행히 자신의 병을 미리 알려서 아주 간단하게 치료가 가능했다. 환자분에게 이 정도면 약 먹고 연고 바르고 좌욕만 잘해 주면 좋아지는 것이니 걱정 말라고 하는데, 그제야 긴장이 풀렸는지 웃으며 "뭐야. 별 거 아니야? 수술 안 해도 되는 거야?"라며 기뻐하시던 모습이 아직도 눈앞에 생생하다. 이 환자 같은 경우 처방해 준 약을 다 먹기도 전에 좋아졌으며, 재발도 안 되고 관리도 잘 하고 계신다.

이 환자는 변이 딱딱하여 항문에 열상이 생기고 항문 주름에 많은 자극을 주게 되어 그로 인해 주름이 살짝 부어 오른 것이었다. 거기에 또 하나 결정적으로 병을 키운 행동이 있었는데, 바로 너무 자주 항문을 씻은 것이었다. 때문에 약을 처방한 것 이외에 좌욕 횟수를 제한해 준 것이 치질을 치료하는 데 주효하게 작용을 한 것 같다.

　예로 든 환자처럼 미리 병을 알리고 치료를 받는다
면 손쉽게 치료가 가능한 것이 항문병(치질)이다. 부끄
럽더라도 이상이 생겼을 때 겁내지 말고 바로 진료를
받고 치료할 것을 권한다.

치질 항문을 자꾸 자극하지 말자

치질에 걸린 초기에는 항문의 열감, 뭔가 끼어있는 듯한 느낌 혹은 가려움이 있어 본의 아니게 항문에 자꾸 손이 가는 경향이 있다. 또 튀어나온 치핵이 들어갔는지, 사이즈가 줄었는지 확인해 보고자 자꾸 만지게 된다. 그런데 무심코 한 이런 행동들이 치질을 더욱 악화시킨다.

초기에 치질이 되는 과정 중 가장 많은 경우는 딱딱한 변으로 인한 항문의 열상이다. 이때 호소하는 증상은 항문에서 피가 난다거나 혹은 따끔하고 가렵다 정도이다. 이런 증상을 호소하는 경우 열에 아홉은 단순 치열이다. 이때는 더 이상 항문 쪽에 상처가 나지 않도록 하는 게 가장 중요하다. 그리고 장 속에 있는 숙변들을 제거해 주고 제대로 된 변을 볼 수 있게 만들어 주는 것이 재발을 방지하는 데도 도움이 되며, 치료에 있어서도 중요한 요점이다.

치열 치료 시 본원에서는 연고를 처방하는데, 환자분이 무서워서 혹은 부끄러워(?)서 연고를 제대로 바르지 않아 치료를 더디게 하는 경우도 있지만 연고를 너무 두껍게 혹은 과격하게 발라 상처를 아물지 못하게 해서 치료가 더뎌지는 경우도 있었다. 치열이 생겼으면 대변 후에도 휴지로 너무 닦지 말고 샤워기를 이용하거나 혹은 휴지에 물을 묻혀서 마무리를 해 주는 것이 좋다.

여기서 조금 더 발전한 것이 치핵이다. 이때는 환자들이 가려움과 더불어 통증과 이물감을 호소한다. 이물감은 주로 뭔가 남아있는 듯한 기분이라 표현하는데, 치핵이 돌출된 것이기 때문에 아무것도 없었던 엉덩이 사이 공간에 돌출된 살덩이가 생겼으니 그런 느낌이 드는 것은 당연하다. 따라서 본인이 느끼기엔 심각하게 느껴지지만 막상 검사해 보면 치핵이 티도 안 날 만큼 작은 경우가 대부분이다. 이때 치료가 가장 중요한데, 치열이야 단순 상처이니 금방 좋아 질 수 있지만 튀어나와 있는 치핵의 경우는 초기 치료를 잘

못하고 관리를 안 해 주면 당연히 커지게 되기 때문
에 각별히 신경 쓰고 치료해야 한다.

치핵이 손에 거슬리고 신경이 쓰이더라도 절대로
자주 만지지 말고, 처방해 주는 약을 먹고 연고를 발
라야 한다. 그리고 좌욕을 설명대로만 잘 한다면 부지
불식간에 좋아져 있을 것이다.

다이어트로 인한 변비와 치질

치질은 변비로 인한 경우가 상당히 많다. 이는 어쩌면 당연한 일인지 모른다. 항문은 대장의 끝부분으로, 대장에 압력이 많이 가해진다면 그 말단 부위가붓는 것은 너무나도 당연하기 때문이다. 변비는 대장의 기능이 떨어져서 오는 기능적 변비 혹은 대장의실질적 변성으로 인한 기질성 변비, 그리고 다이어트혹은 소화 장애로 인해 먹는 양이 적어서 오는 변비.이렇게 총 세 가지 유형으로 나눌 수 있다.

변비 환자 중에서 가장 답답한 유형이 바로 무리한금식, 다이어트로 인해서 오는 경우이다. 대개 본인이먹은 음식의 양이나 질에 관해서는 생각하지 않고 그저 화장실에 못가는 것만 생각한다. 특히나 다이어트 중인 사람은 살 빼는 것이 화장실을 못가는 것보다 더욱 중요하기 때문에, 먹어서 밀어내라고 하면 다이어트 중인 사람에게 먹으라고 했다고 미친 사람 취급을 하기도 한다. 이 경우는 먹는 양만 늘려주면 되니 병이라고 할 수는 없다.

변비가 오래되어 변이 장내에 많이 쌓이면 내압이 높아지고 그로 인해 항문주름이 붓게 되는데 이를 치핵이라고 한다. 항문선을 기준으로 내치핵과 외치핵으로 나눌 수 있다. 치핵은 그나마 치료가 용이하다. 치핵이 관리가 안 되어 안쪽으로 썩어 들어가거나 혹은 치열이 생긴 곳이 감염되어 치루로 번지면 상황은 심각해진다.

다이어트 한다고 굶었다가 치질이 발생하는 경우가 많지는 않지만, 다이어트 붐으로 인해 변비 환자가 최근 늘고 있는 추세로 봤을 때 앞으로는 이로 인한 치질 및 치루 환자도 늘어나지 않을까 걱정된다. 어른들이 건강의 3요소로 '잘 먹고, 잘 자고, 잘 싸고'를 말씀하셨다. 여기에 '잘 먹고, 잘 싸고'가 그냥 들어가 있는 것이 아니다.

지금 변을 며칠 못 봐서 고생 중이라면, 약을 먹기 전에 우선 내가 먹는 양이 얼마 만큼이며 또 야채나

과일 등 식이섬유는 얼마나 먹고 있는지 점검해 보아야 한다. 무조건 굶는 다이어트로는 치질이 올 수 도 있으니 굶는 다이어트보다는 건강한 다이어트로의 전환이 필요하다.

치루 항문에 생긴 염증

　치질 중에서 가장 고치기 어렵고 고통스러우며 후유증이 많이 남게 되는 것이 치루이다. 동의보감에도 치루라고 명확하게 명시되어 있는데 '치핵이 이미 터진 것을 치루라고 한다. 누치를 충치虫痔라고도 하는데, 그것은 오래되면 벌레가 생겨 항문을 파먹으므로 가렵고 참을 수 없이 아프기 때문이다. 또한 항문에서 피가 실같이 쏟아져 나오는 것도 충치虫痔이다.'라고 설명을 하고 있다. 이것에 대한 치료법 또한 나와 있으나 요즘에는 사용하지 않는 독성이 강한 약재들로 구성이 되어 있으며, 이것으로 미루어 보아 예전에도 치루 치료는 엄청 어려웠던 것으로 여겨진다. 그래도 다행인 것은 요즘에는 염증을 잡아줄 수 있는 여러 가지 방법들이 있어 치루를 예전보다 쉽게 치료할 수 있다는 것이다.

치루 치료에서 가장 중요한 것은 치루관이 어떻게 형성이 되어있는가를 알아내는 것이다. 안쪽으로 완전히 관통이 되어있는 것인지 아닌지만 알아내도 치료의 반은 해낸 것이다. 치루는 염증이 자꾸 우리 몸속으로 파고들며 생기는 것이기 때문에 치료를 안 해주면 목숨을 잃을 수도 있다. 치루를 오랜 기간 방치하여 엉덩이 근육의 80%가 썩어 들어간 환자를 본 적이 있다. 대부분의 병원에서 치료를 포기했지만 한방적인 방법으로 치료해내는 것을 보고 나도 항문병을 치료하게 됐다.

또 다른 경우로는 40년 전에 치루로 무면허자에게 시술받고 후유증으로 고생하는 환자가 있다. 당시 몇몇 환자들과 같은 증상으로 돌팔이에게 시술을 받았었는데, 본인만 살고 나머지 분들은 모두 돌아가셨다고 한다. 대변 보는 게 너무 힘들다고 하여 항문 진찰을 해 보았는데, 어떻게 이렇게 해 놨을 수가 있나 하고 놀란 적이 있다. 진짜 말 그대로 난도질을 해 놔서 더 이상 손을 쓸 수가 없었던 것이다.

이 환자야 40년 전이니 그렇다 쳐도 오늘날에는 더

이상 그런 환자가 있어서는 안 된다. 나중에 들어보니 치루로 생긴 누공 부분을 모두 불로 지졌다고 한다. 치루로 인한 고통보다 치료하면서 받았을 고통과 그동안 살아오면서 얼마나 불편했을까를 생각하니 너무 슬펐다. 다시는 그런 피해자가 생기지 않았으면 하는 마음으로 나는 더욱더 열심히 진료하고 연구를 하게 된다.

치질 치료 수술이 아닌 한약으로 ⑴

치질은 치열, 치핵, 치루를 통칭하는 것으로 기재한 순서대로 빈발한다. 치열이 가장 많으며 치료하기가 용이하고, 치루는 치열과 치핵에 비해 시간도 많이 들고 치료도 어렵다. 그렇다고 해서 상기한 모든 병들이 꼭 손쉽게 치료가 되거나 치료가 아예 안 되거나 하지는 않는다. 치료가 어렵다고 하는 것은 단지 치료 시간이 상대적으로 오래 걸리고, 환자가 생활 습관을 완전히 개선하지 못함으로 인해서 오는 재발 등을 의미하는 것이다.

치질은 간단하게 보면 항문 쪽에 자극을 줌으로 인해서 오는 병인데 그중 치열이 가장 대표적이다. 치열이 생김으로 인해 항문 쪽이 가렵고 따갑고 신경 쓰이다 보니 손이 자꾸 가서 자극을 하게 되고, 그로 인해 점점 병이 깊어지는 케이스가 상당히 많다. 치열이 생겼을 때는 한방이고 양방이고 간단하게 연고를 바르고 약물을 복용하는 것만으로도 얼마든지 치료를 해낸다.

　그다음 치핵은 대장 쪽 혈액순환이 원활하게 이루어지지 못해 항문 안쪽 혈관들이 부어올라 생긴 병이다. 그러므로 대장을 압박하는 압력이 어디서, 왜 생겼는지를 찾아내서 풀어주면 자연적으로 좋아질 수 있다. 급한 대로 수술을 하는 것도 좋지만, 원인을 찾아내서 생활습관을 바로 잡아 주지 않는다면 평생 재발에 시달릴 것이다. 수술 또한 평생 할 수 없고, 광범위한 수술로 인해 항문이 폐색되어 대변을 항문으로 볼 수 없게 될 수도 있다.

앞서 말한 생활 습관 중 가장 큰 비중을 차지하는 것이 배변 습관이며, 변비와도 관련이 깊다. 그러니 치료에 있어서도 우선은 대변을 풀어주고 장 운동을 촉진시켜 주어 대장 쪽 혈액순환을 원활하게 해 주는 약물들로 치료해 주는 것이 재발율도 낮추는 치료법일 것이다. 약물만으로 치료를 한다고 하면 수술에 비해 시간이 조금 더 걸릴 뿐, 결과에 있어서 만큼은 결코 뒤지지 않는다. 수술로 인한 통증과 입원 그리고 혹시 모를 후유증을 감안한다면 약물만으로 치핵을 치료할 수 있다는 것은 엄청나게 큰 메리트가 있다.

치루 또한 같은 방식으로 접근을 하여 치료를 하는데 치루의 치료는 치열, 치핵의 것과는 차원이 다르다. 치루는 다음 칼럼에 이어서 연재하겠다.

치질 치료 수술이 아닌 한약으로 (2)

치질 중 가장 예후[5]가 안 좋고 치료하기 또한 가장 까다로운 게 치루이다. 치루는 간단하게 말해서 항문에 염증으로 인한 구멍이 생기고, 그 구멍이 자꾸 깊어지는 병이다. 치루에 걸렸다고 몸에서 신호를 보낼 때쯤이면 염증으로 인해서 살이 곪아 썩어 들어가 이미 상당히 진행이 된 상태이며, 염증 반응으로 인한 여러 가지 증상들을 동반한다. 그중 가장 빈번한 것이 감기에 걸린 듯 으슬으슬 떨리고 열이 나는 것인데, 몸에 생긴 염증으로 인한 전신 반응으로 치료에 각별히 신경을 써야 한다. 치루는 이렇듯 환부만 보

---

5 豫後: 병의 경과 및 결말을 미리 아는 것.

고 치료를 해야 하는 것이 아니라 환자의 종합적인 상태를 관찰하고 그에 맞는 처치들이 동반되어야 하기 때문에 치료 시에는 환자가 호소하는 증상들을 하나라도 놓쳐서는 안 된다.

치루관이 이미 깊게 형성이 되어 내구까지 생긴 상태라면 부득이하게 치루관을 제거하는 시술을 같이 받아야 한다. 이때 괘선치료라고 하여 명나라 때부터 써온 한의학적인 치료법이 있다. 괘선요법은 누관으로 약실을 통과시켜 새살이 차오르게 하고 농수는 배출시키는 방법으로, 이 시술법으로 치료를 하면 괄약근이 단면으로 분리되어 괄약 작용을 잃어 차후 대소변의 실금을 초래하게 되는 것을 방지해 준다. 하지만 치료 기간이 길고 꾸준하게 내원하여 치료를 받아야 한다.

　누관이 완전히 형성되기 전에는 염증 치료로 봉독을 같이 사용하기도 하는데, 많은 케이스는 아니지만 항문 소양감만 견뎌낼 수 있다면 상당히 좋은 치료법이다. 현존하는 약물 중 염증을 봉독처럼 직접적으로 잡아 줄 수 있는 치료법은 드물다. 거기에 봉독은 천연약물이라는 점에서 상당히 메리트가 있다. 초기 누관이 없는 치루는 봉독, 약물 그리고 연고로 치료를 한다. 누관이 이미 형성이 됐어도 괘선요법으로 꾸준하게 관리하면서 환자 상태에 맞춰 약물치료를 병행

하고, 환자 스스로 실생활에서의 관리도 소홀이 하지 않는다면 얼마든지 치료가 가능하다. 그러므로 치질이라고 의심이 된다면 빨리 치료를 받는 것이 좋다.

9.
연구성과

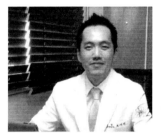

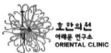

Title: Anti-inflammatory Effect of Mixture of Jingyoganghwaltang andCheongsimhwan on Croton Oil Induced Hemorrhoid Model in Rat.

Name: Jong-ChengMou

Ho Oriental Clinic, 25 Yeoul-gil, Cheongpyeong-myeon, Gapyeong-gun, Gyeonggi477-815, South Korea

Hemorrhoids are one of the most common diseases in humans. About half of the people older than age 50 years have symptomatic hemorrhoids. Swelling and inflammation are typical hemorrhoid symptoms. In Traditional Korean Medicine, Jingyoganghwaltang and Cheongsimhwan have been used to treat diseases in anal fistula. Cheongsimhwanreduces a fever and has anti-inflammatory effects. This study investigated the effect of a mixture of Jingyoganghwaltang and Cheongsimhwan on croton oil inducedhemorrhoidmodelinrats.Male rats aged 6 weeks were divided into three groups: Control, Croton oil stimulated group, and drug (a mixture of Jingyoganghwaltang and Cheongsimhwan) treated group. After three days of drug treatment, theanimals except the control group were stimulated for 60 seconds by inserting the croton oil mixture (DW:pyridine:diethyl ether:6% of croton oil in diethyl ether = 1:4:5:10) into the anus. After 4 hours, all rats were sacrificed under deep anesthesia, and retro-anal tissue was excised for histological, immunohistochemicalanalysis and western blotting. The weight of retro-anal tissue of the drug treated group was decreased to 86.4±.9% (compared to 100% of the croton oil treated group). In a histological study of rectro-anal sections, severe inflammation can be observed in the croton oil treated group, and the drug treated group showed the reduction of inflammation. Additionally, the drug treated group showed the decrease in contents of ICAM1, MMP2 and MMP9compared tothe croton oil stimulated group. These results suggest that the treatment withJingyoganghwaltangand-Cheongsimhwan demonstratesthe anti-inflammatory effects in croton oil induced hemorrhoid model in rats.

Biography

Jong-Cheng Mou has completed his Ph.D. and postdoctoral studies inCollege of Korean Medicine, Semyung University.He majored in Korean Medicine and published several papers in reputed journals. After graduation, he manages the clinic of Korean Medicine in Korea.He has taught Korean medicine to students in College of Korean Medicine, Semyung University.

앞에 있는 초록은 2015년 8월 영국 국제 학회에서 저자가 발표한 치질 관련 논문의 초록이다.

현재 치질은 전 세계적으로도 수술적인 요법이 정론화되어 있어 본 논문과 같이 약물을 이용한 치료법에 대해서는 논문조차 몇 편 없다. 물론 수술이 편하고 확실하지만 그로 인한 통증과 후유증이 만만치 않고, 또 사람이 수술에 가지는 공포감 또한 무시 할 수 없을 것이다. 그렇기 때문에 저자는 수술 없이, 통증 없이, 확실하게 치질을 치료하고, 또 과학적으로도 검증된 치료법임을 알리고 싶어 꾸준하게 학교에서 연

구를 하고 있다. 아울러 앞으로도 많은 국제 학회에
보고 및 발표를 할 예정이다.

10.
주의사항

치료 시 숙지 사항

① 본원에서 처방해 준 약은 식전에 먹는 것이 좋
다. 장내 압력을 낮추기 위한 약재들이 들어가
대변을 많이 보게 되며, 속이 부글부글한 느낌을
받는다. 간혹 예민한 사람은 "속이 쓰리다"라고
표현을 하기도 한다.

② 좌욕 후 흐르는 물에 살짝 씻어주고 진한 색 속
옷을 입어준다(좌욕제로 인해 염색이 됨).

③ 케겔 운동(항문 조이기)을 하루 1,000개씩 해 준다.

④ 금주, 금연하고 성생활도 삼가는 것이 좋다.

⑤ 자극적인 음식은 피해야 한다.

⑥ 좌욕은 하루 3번을 넘기지 않는다.

⑦ 처방해 준 연고는 수시로 발라준다.

⑧ 약속한 치료 기간은 반드시 지킨다.

치질 시술 후 주의사항

① 치질 시술 후 과격한 활동은 삼가는 것이 좋다.

② 대변은 평소 보듯이 하고 출혈이 있어도 걱정하지 않아도 된다. 다만, 너무 많은 출혈이 있을 때는 응급 연락처로 연락을 한다.

③ 심한 통증이 있을 때는 바로 내원을 하며, 내원이 불가능한 상황이면 응급 연락처로 연락을 한다.

④ 처방해 준 연고를 수시로 발라주며, 밴드는 대변을 볼 때 빼고는 항상 붙이고 있는다.

⑤ 시술 후 출혈이 있을 때는 좌욕을 삼간다.

⑥ 시술 후 소독액이나 연고가 옷에 묻을 수 있으니 활동 시 주의해야 한다.

좌욕 주의사항

① 너무 장시간 좌욕을 하지 않는다.

② 하루에 세 번 이상 하지 않는다.

③ 한번에 30분 이상 하지 않는다.

④ 좌욕 후 살짝 씻어내기만 한다.

⑤ 좌욕 후 색이 진한 속옷을 입는다.

⑥ 좌욕제를 절대로 먹지 않는다.

변비 주의사항

① 정시에 정량을 먹는다.

② 변비가 너무 심하면 섬유질이 많은 식품 위주로 식단을 짜서 먹으려고 노력한다.

③ 복부 마사지를 수시로 해 준다.

④ 복근 운동도 도움이 많이 되니 복근 운동도 많이 해 준다.

⑤ 시간을 정해서 화장실에 가려고 노력을 한다.

⑥ 시간에 맞춰 갔으나 대변이 나오지 않는다면 한 시간 넘게 앉아있지는 않는다.

⑦ 너무 약에 의존하지 말자.

⑧ 먹는 게 적으면 당연히 나오는 것도 적다는 것을 명심하자.

치질 의심 시 행동강령

① 치질이 의심 될 때에는 지체 없이 전문가를 찾아
가 상담을 받는다.

② 치질을 약물로 치료할지, 수술로 치료할지는 여
러 전문가와 상담을 해 보고 결정을 하는 것이
좋다.

③ 생활습관 개선 없이는 치료도 안 될 뿐만 아니
라, 재발률 또한 높으니 전문가가 짚어준 부분은
반드시 고친다.

책 쓰기를 마치며

"치료를 잘 하고 싶으면 환자 말을 귀 기울여 들어라"
"잘 먹고, 잘 싸고, 잘 자고"
"치료에 100%라는 것은 없다. 실생활에서 불편함을 느끼지 않게 만드는 것이 최선이다"

나의 치료 철학이자 철칙들이다.

···→ 치료를 잘 하고 싶으면 환자 말을 귀 기울여 들어라

나는 진료를 볼 때 우선 환자들과 많은 대화를 하려고 노력한다. 환자가 호소하는 증상이 무엇인가를 알아야 확실한 치료가 가능할 것이라고 믿기 때문이다.

이것은 순전히 본인의 경험에서 나온 것이다. 예전에 아파서 여러 병원 및 의원에 다녔었다. 하지만 그 시절, 가는 곳마다 원장 및 과장들은 내 말을 귀 기울여 들어주질 않았다. 그저 간호사와 간단하게 했던 예진표 및 검사지만 보고 '처방해 줄 테니 약 먹고 다시 보자'라는 것이 내가 의사에게 들을 수 있는 전부였다.

내가 의사가 되어 진료를 해 보니 젊은 환자들은 위험한 케이스가 적어서 그런지 아무래도 좀 편하게 대해지는 건 있는 것 같다. 젊으니깐 알아서 하겠지라는 믿음도 그 속에 담겨져 있는 것이다. 하지만 그 당시 나는 너무 불안한데 병에 대한 원인이라든가 예후

라든가 하는 것들은 말해 주지도 않고, 하다못해 나에게 직접 병에 대해서 들어 보지도 않은 채 처방한 약이 과연 믿을만한가에 대한 의문점이 많았고 또 너무 싫었다. 그래서 본인은 어떤 환자든 환자가 원하면 최대한 환자의 얘기에 귀 기울이고, 또 초진 치료 시 가장 많은 시간을 할애한다.

⋯▸ 잘 먹고, 잘 싸고, 잘 자고

많은 환자들의 얘기를 듣다보니 깨닫게 된 사실이 있다. 특별한 외상 혹은 유전성이 아닌 경우, 대부분이 '잘 못 먹고 잘 못 자고 잘 못 싸는 데서 병이 찾아온다'는 것이다. 그리고 그 바탕에는 스트레스라는 불가항력적인 원인이 깔려 있고, 또 이런 것들이 결국에는 피로와도 연관이 된다. 그러므로 환자들의 병력을 잘 청취해서 이 사람이 과연 잘 못 먹어서 병이 온 것인지, 못 싸서 병이 온 것인지, 그것도 아니면 못 자서 병이 온 것인지를 판별한다. 기본적으로 '잘 먹고, 잘 싸고, 잘 자게'만 만들어주면 여타 증상들은 자연 소실되는 것을 보고, 진료 시 더욱 환자의 병력 청취에 심혈을 기울이고 있다.

참고문헌

· 허준, 《동의보감》, 법인문화사, 2005, PP.898~906

· Charles V.Mann(Ed), 《치핵의 외과적 치료(유창식 역)》, 가본의학, 2005, pp.16~18, 33~35

· 신종석, 《치질왕 신종석》, 위즈밸리, 2004, pp.38~43

· 김영찬, 《치질 치루 한방요법》, 태웅출판사, 1996, pp.159~165

· 정희원·오소향, 《똑똑한 치질 치료 완전정복》, 중앙생활사, 2009, pp.12~20